Sven Wagener

# Müde? Ich doch nicht!
15 Tipps, um besser einzuschlafen

Sven Wagener

# Müde? Ich doch nicht!

15 Tipps, um besser einzuschlafen

Rediroma-Verlag

Bibliografische Information der Deutschen Nationalbibliothek:
Die Deutsche Nationalbibliothek verzeichnet diese Publikation in der Deutschen Nationalbibliografie; detaillierte bibliografische Daten sind im Internet über http://portal.dnb.de abrufbar.

ISBN 978-3-98527-481-9



www.rediroma-verlag.de
17,95 Euro (D)

**Inhalt**

## Vorwort

Wer kennt es nicht? Nach langen und anstrengenden Arbeitstagen freuen wir uns auf unser gemütliches Bett und die bevorstehende Nachtruhe. Endlich können wir unseren Körper entspannen und einmal komplett herunterfahren.

Wenn da nur nicht diese Gedanken von Dingen wären, die wir eigentlich „noch schnell" erledigen müssten. Egal, ob das der Haushalt ist oder der Vorgang, den der Chef spätestens morgen auf seinem Schreibtisch sehen will. Als logische Konsequenz liegen wir wach, kommen nicht zur Ruhe und können schon gar nicht einschlafen. Wir sind hellwach und stehen unterbewusst ständig unter Strom.

Mir persönlich erging das viele Jahre meines Lebens so. Als Ergebnis ließ meine Produktivität nach und mit meiner Gesundheit ging es auch Stück für Stück bergab.

Vielleicht ergeht es Ihnen im Moment ähnlich. Nach langem Testen von verschiedenen Techniken und Schlafutensilien möchte ich Ihnen in diesem Buch nun meine Top-15-Tipps und -Tricks für einen gesunden und erholsamen Schlaf präsentieren. Natürlich gilt es auszuprobieren. Was für den einen funktioniert, kann für den anderen genauso gut nicht funktionieren. Ich bin mir dennoch sicher, dass Sie fündig werden. Ich wünsche Ihnen viel Spaß beim Lesen und für die Zukunft ein entspanntes, stressfreies „einschlafen."

## AUGEN AUF IM DUNKELN

Was im ersten Moment recht widersprüchlich klingen mag, ist auf den zweiten Blick jedoch recht simpel und logisch.

Verdunkeln Sie Ihr Schlafzimmer oder Ihre aktuelle Schlafstätte KOMPLETT! Es darf keinerlei Licht auf Sie selbst oder Ihre direkte Umgebung fallen. Im Idealfall sollten Sie im Bett liegen und, wenn Sie Ihre Augen öffnen, nur noch „schwarz“ sehen. Anschließend versuchen Sie Ihre Augen permanent offen zu halten. Durch diese vollkommene Dunkelheit wird Ihren Augen die Orientierung genommen, ebenso alle potenziellen Fixpunkte, auf die sich Ihre Augen konzentrieren könnten. Dies wird als sehr anstrengend wahr- genommen, wodurch Sie automatisch immer müder werden, je länger Sie in die Dunkelheit blicken.

Sie werden regelrecht merken, dass Sie Ihre Augen automatisch oder auch je nach Länge der „Übung“ immer weiter Stück für Stück schließen. Um den Vorgang zu beschleunigen, können Sie mehrere Versuche unternehmen, um die Augen offen zu halten. Parallel dazu können Sie sich suggestiv einreden, wie müde Sie doch seien und dazu ab und an gähnen. Somit vermitteln Sie ihrem Körper unterbewusst, dass Sie jetzt müde sein „müssen“.

## AUTOSUGGESTIVES AFFIRMIEREN

Das Thema habe ich schon kurz im ersten Tipp erwähnt, dennoch möchte ich hier etwas näher darauf eingehen. Das Wort **Autosuggestion** stammt aus dem griechisch-lateinischen und bedeutet so viel wie: **Selbstbeeinflussung**.

Unser unterbewusster „Mechanismus" ist so komplex, dass wir ihn durch bestimmtes Handeln „ausspielen" können.

Durch von uns gesprochene und die damit verbundenen körperlichen Gesten suggerieren wir bestimmte Zustände.

Z.B. durch gähnen kombiniert mit: „**Ich bin so müde**" oder auch in die andere Richtung mit: „Ich darf **nicht** müde sein." Durch solche laut ausgesprochenen Aussagen vermitteln wir unserem Unterbewusstsein, an ein bestimmtes Gefühl zu glauben. Das kann wie hier beschrieben durch eine „Selbst-Affirmation" erfolgen oder auch durch eine gezielte Hypnose. Für „Anfänger" empfehle ich jedoch immer die Affirmation. Diese erfordert weniger Übung und ist deutlich leichter zu verstehen. Zu den direkten und auch indirekten Anwendungsgebieten der Autosuggestion gehören unter anderem auch das „autogene Training“, das „mentale“ Training und das „positive Denken“.

## AUSPOWERN VS. MEDITIEREN

Auch hier gilt wieder: „Probieren geht über studieren“. Testen Sie für sich aus und gehen Sie probeweise einmal eine Stunde „auspowern“ in Form von z.B. Krafttraining oder auch joggen. Einige Menschen werden dadurch völlig aufgeputscht. Bei anderen tritt ungefähr eine Stunde nach der letzten Trainingseinheit eine starke Müdigkeit auf. Das „Auspowern“ ist besonders gut für Menschen geeignet, die im Beruf sehr viel sitzen. Sollte das bei Ihnen nicht anschlagen, empfehle ich persönlich eine Meditation. Diese ist besonders gut für Menschen geeignet, die körperliche Arbeiten verrichten oder bei denen z.B. Krafttraining nicht anschlägt bzw. noch mehr „aufputscht“.

Sowohl beim Krafttraining als auch beim Meditieren empfehle ich immer ein Zeitfenster von 10 bis 20 Minuten pro Morgen/Abend freizuhalten und es nach Möglichkeit immer zur selben Uhrzeit durchzuführen sowie anschließend direkt ins Bett zu gehen. Damit geben sie Ihrem Körper eine klare Struktur und verinnerlichen ihr „Ritual“ zu einer beständigen Routine.

Wichtig ist nur, dass Sie vorher alles vorbereiten und es zu keiner Unterbrechung zwischen Ihrem Ritual und dem zu Bett gehen kommt.

## DEHNEN/MASSAGE

Oft haben Einschlafprobleme auch mit Verspannungen zu tun, d.h., wenn Sie sich zehn Minuten vor dem Schlafengehen einmal kurz durchdehnen und ihre Muskeln ein wenig in die Länge ziehen, werden Sie erstaunt feststellen, dass Sie gleich automatisch bequemer liegen. Das Bett wird Ihnen viel bequemer vorkommen. Durch Ihre entspannten Muskeln werden sie merken, dass Sie auch viel entspannter und gelassener einschlafen werden. Natürlich können Sie auch Ihre Partnerin/Ihren Partner darum bitten. Ich persönlich habe zusätzlich eine Massageauflage für den Rücken, auf der jegliche Dehnung auch ohne Probleme funktioniert. Diese gibt es schon recht günstig im Internet zu kaufen.

Viele unterschätzen die Dehnung/Massage. Jedoch macht es einen großen Unterschied, ob Sie völlig verspannt im Bett liegen und Ihnen die Knochen wehtun oder ob Sie völlig entspannt und „ausgedehnt“ liegen und schlafen.

Bitten Sie doch ihren Partner einfach mal um eine Massage. Er freut sich bestimmt, Ihnen etwas Gutes tun zu können.

## KÖRPER RAUF UND RUNTER

Ich weiß, der Titel hört sich etwas lustig an, aber besser kann man ihn nicht beschreiben. Es hat Ähnlichkeit zum autogenen Training, wenn Sie Ihre Aufmerksamkeit im Körper von oben nach unten fließen lassen. Sie fangen z.B. bei Ihren Füßen an und versuchen zu fühlen, wie sich Ihre Füße „anfühlen". Sind sie entspannt? Sie gehen alle Ihre Zehen durch weiter zur Fußsohle, die Fußoberfläche, die Fußballen, Knöchel, Waden, Knie, Oberschenkel usw.

„Fahren" Sie einfach in Ihrem Körper hinauf und hinunter. Wenn Sie das wirklich konsequent versuchen und Ihre gesamte Aufmerksamkeit dort hineingeben, werden Sie eingeschlafen sein, bevor Sie Ihren ganzen Körper durchgegangen sind.

Zusätzlich dazu können Sie versuchen, das jeweilige Körperteil, welches gerade an der Reihe ist, einmal bewusst zu „spannen" und dann wieder zu „entspannen" z.B. indem Sie Ihre Wade einmal bewusst anspannen und lockern.

Dasselbe dann mit den Oberschenkeln, den Knien usw.

## MUSIK/HÖRBUCH

Musik und Hörbücher **können** eine Möglichkeit sein, um sich zu entspannen. Ich persönlich bin jedoch kein großer Fan davon, weil es mit der Zeit oft zu einer Art „Krücke" wird, viel Abhängigkeitspotenzial bietet und viele dann nur noch mit Musik/Hörbüchern einschlafen können.

Wenn Sie jedoch nicht darauf verzichten können/müssen, dann empfehle ich grundsätzlich „**positive**" Inhalte/Medien zu konsumieren und keinen blutigen Krimi mit Mord und Totschlag, welcher dann noch direkt ins Unterbewusstsein geschleust wird, sondern positiven, unaufgeregten Content wie z.B. „**Kraft der Gegenwart**" von Eckart Tolle.

Sie können natürlich auch ruhige Musik oder auch nur reine Geräusche hören. Auch gut sind ASMR-Videos, die gezielte Entspannung hervorrufen können. Einer meiner Favoriten ist der ASMR-YouTuber „**Fred's Voice**".

Die endgültige Entscheidung treffen jedoch Sie alleine.

## DIE DUSCHE AM ABEND

Hier gibt es viel Versuchspotenzial. Begonnen bei warmem und kaltem Wasser, fortgesetzt über die Duschdauer bis hin zur Beschaffenheit der heimischen Waschlappen und Handtücher.

Ich persönlich empfehle eine angenehm warme Dusche mit einer **maximalen** Duschdauer von **sechs Minuten**. Da übermäßig warmes Duschen für ihren Körper „Stress pur" ist und je nach Hauttyp zu übermäßiger Trockenheit, Rötungen, Juckreiz und Entzündungen führen kann, gilt es auch hier, dass Sie für sich das „goldene Maß" finden.

Nach dem Duschen trocknen Sie sich am besten mit weichen, leicht angewärmten Handtüchern ab und legen sich sofort ins Bett. Durch das warme Wasser dürfte sich im Liegen Ihre ohnehin schon entspannte Muskulatur nun gänzlich entspannen.

Ein **zusätzlicher** Tipp: Am besten das Bett vorher frisch beziehen.

## BEI MÜDIGKEIT DIREKT INS BETT

Dieser Punkt wird von vielen Menschen enorm unterschätzt. Wie beim Punkt „Meditation“ bereits erwähnt, liegt auch hier der Schlüssel in der Vorbereitung. Vielleicht kennen Sie das.

Ihr Tag war anstrengend, Sie sind extrem müde. Wenn Sie jedoch nicht innerhalb von zwei Minuten ihre „Chance“ zur vollständigen Entspannung ergreifen, d.h sich direkt ins Bett und somit bequem hinzulegen, dann greift der sogenannte „Jo-Jo-Effekt“ und Ihr Körper sorgt für ungewollte Aktivität. Wie beugt man dem vor?

Indem Sie vorher alles, WIRKLICH alles erledigen. Sei es der Toilettengang, das Zähneputzen, das Waschen oder das Duschen. Es darf am Ende NICHTS zwischen Ihrer Müdigkeit und dem Bett stehen.

Sie merken: Das **Timing** ist auch hier entscheidend.

## DIE „SCHLAFUMGEBUNG" ÜBERARBEITEN

Jetzt geht es um Ihr „Schlafwerkzeug" selbst. Probieren Sie doch mal eine andere Matratze. Für den Fall, dass Ihre aktuelle zwei Seiten hat, drehen Sie sie doch einfach mal um. Dasselbe gilt für Ihr Kissen. Speziell für den Sommer finden Sie für überschaubare Preise „kühlende" Kissen, die aus speziellen Materialien hergestellt wurden, damit Sie auch nachts einen „kühlen Kopf" bewahren.

Denken Sie auch an ihre Schlafpositionen. Versuchen Sie z.B. auf einer anderen Seite zu schlafen. Alternativ auch auf dem Rücken oder Bauch. Probieren Sie auch ruhig mal á la Pippi Langstrumpf zu schlafen, also mit dem Kopf am Fußende, während ihre Füße im Bereich der eigentlichen Position des Kissens liegen.

Testen Sie auch mal, mit mehr Kissen zu schlafen, dann wieder ein paar Tage mit weniger Kissen. Auch andere Bettwäsche bzw. anderer Stoff können helfen.

Unterbrechen Sie einfach Ihr übliches Muster. So erhöhen Sie Ihre Chancen eines Durchbruchs.

## DAS ESSEN

Gehen Sie NICHT mit vollem Bauch ins Bett. Ihr Körper wird eine „Nachtschicht“ einlegen und sie das auch spüren lassen. Wenn sie eine Stunde vor dem zu Bett gehen noch kiloweise Nudeln oder ein schweres Schnitzel verzehren, dann ist Schlaflosigkeit vorprogrammiert.

Wer abends vor dem Schlafengehen dennoch Hunger empfindet, dem empfehle ich leichte Kost, wie z.B. einen leichten und nicht zu öligen Fisch. Ein schlechter Fisch für den Abend ist „roter Fisch“, wie klassischer Lachs. Dieser ist viel zu ölig und liegt somit schwer im Magen. Am allerbesten eignet sich „weißer Fisch“ z.B. in Form einer Scholle.

Auch Salat zählt zu den leichten Speisen und ist somit für den Verzehr am Abend geeignet. Ähnlich wie beim Fisch gilt es auch hier mit dem Öl sparsam umzugehen.

Grundsätzlich ist es immer ratsam, eine bis zwei Stunden vor dem Schlafengehen keine Speisen mehr zu sich zu nehmen.

## DER „14-TAGE-RHYTHMUS"

De gesamte Inhalt dieses Buches ist vollkommen nutzlos, wenn Sie das Allerwichtigste vernachlässigen, nämlich **Kontinuität**. Wenn Sie Veränderung herbeiführen wollen oder Fortschritte machen möchten, brauchen Sie in jedem Falle Beständigkeit.

Testen Sie doch einfach mal durchgehend in den nächsten 14 Tagen meine beschriebenen Tipps aus.

Zum Beispiel das regelmäßige Schlafengehen. Vereinbaren Sie eine Uhrzeit mit sich selbst und gehen Sie zu dieser dann auch die nächsten 14 Tage konsequent ins Bett. Seien Sie da ruhig einmal **hart** mit sich. Egal, ob es Ihnen in die Planung passt oder auch nicht.

Wenn Sie „chaotisches" zu Bett gehen praktizieren, d.h. einmal um 19:00 Uhr dann wieder um 23:00 Uhr und an manchen Tagen erst um 4:00 Uhr schlafen gehen, kann einfach nichts Positives daraus erwachsen.

Deshalb geben Sie Ihrem Körper mindestens für zwei bis drei Wochen Kontinuität und Rhythmus. Sie werden erstaunt sein, wie sich Ihr Ablauf positiv verändern kann.

## AUSREICHEND LUFT

Einer der häufigsten Gründe für Einschlafprobleme oder auch gesunden Schlaf sind falsche klimatische Bedingungen im Schlafzimmer.

Lüften Sie Ihr Schlafzimmer vor dem zu Bett gehen einmal richtig gründlich für 20 bis 30 Minuten durch. Eine optimale und auch von mir persönlich empfohlene Raumtemperatur liegt zwischen 16 und 19 Grad.

Da insbesondere Frauen tendenziell schneller kalt ist, liegen Raumtemperaturen oft weit über 20 Grad. Da ist es nicht verwunderlich, dass Schlaf kaum möglich ist. Sollten Sie es vorziehen, nackt zu schlafen, dann ist eine leicht höhere Raumtemperatur zu empfehlen.

Im Sommer empfinde ich es als angenehmer, komplett ohne Decke zu schlafen, diese aber in „Reichweite“ liegen zu lassen. Durch den Automatismus des Körpers erfolgt das „Zudecken“ bei Bedarf oft automatisch.

## BILDSCHIRME „TESTEN“

Grundsätzlich empfehle ich persönlich, mindestens zwei Stunden vor dem Schlafen keine Bildschirme mehr zu benutzen, sprich Handy, TV, Tablet oder sonstige Geräte. Die Hauptursache für Schlafprobleme sehen viele Hirnforscher in den leuchtenden Bildschirmen. Das kurzwellige blaue Licht, das in tragbarer Elektronik allgegenwärtig ist, unterdrückt nämlich besonders effektiv die Ausschüttung des schlaffördernden Hormons Melatonin.

Auch hier gilt wieder ebenso einmal das Gegenteil dessen zu testen. Bei einigen Bekannten funktioniert das Einschlafen MIT Bildschirmen anscheinend sehr gut. Es gibt auch bei allen modernen Smartphones die Möglichkeit eines augenschonenden Modus. Ich persönlich bevorzuge dennoch das Einschlafen ohne Bildschirme.

Auch hier erschwert eine ähnliche Problematik wie bei Hörspielen/Hörbüchern. Die Gefahr einer Abhängigkeit, indem es nach einer gewissen Zeit eben nur noch

„MIT“ anstatt „OHNE“ funktioniert.

Die Versuchung, doch noch „einmal“ die E-Mails zu checken, auf Facebook zu surfen oder doch noch die ein oder andere WhatsApp-Nachricht zu schreiben ist immer gegeben.

## EIN VERNÜNFTIGER ABSCHLUSS

Für einen stressfreien Schlaf sind ein guten Tagesabschluss und die Planung des Folgetages essenziell wichtig. Zu viele Sorgen, zu viel „Kopf-Ballast“ aufgrund des oftmals stressigen Alltags, die kommenden Ereignisse des morgigen Tages, die innere „Checkliste“ für den heutigen Tag.

Das alles sind natürlich schlafhindernde Vorgänge. Deshalb beginnen Sie doch einfach mal testweise ein Tagebuch, ein Erfolgsjournal oder notieren Sie sich doch einfach mal die „Top 3“ und „Flop 3“ des heutigen Tages. Auch was Sie heute gelernt haben, wem Sie geholfen haben oder was Ihnen heute besonders gutgetan hat.

Setzen Sie sich ruhig ein Zeitlimit von ungefähr fünf Minuten und machen Sie diesen Zeitraum zu einer Art all abendlichen Rituals, um zur Ruhe/Besinnung zu kommen. Sie werden merken, dass Sie den Tag viel positiver und auch geordneter abschließen können.

Sie können das Ganze auch ruhig mit einer „To-Do“-Liste für den morgigen Tag erweitern. Probieren Sie dennoch erst einmal aus. Bei einigen Menschen löst eine solche Liste unterbewusst Hektik oder auch Stress aus. Wenn das der Fall sein sollte, dann verzichten Sie bitte auf die „To-Do“ des morgigen Tages.

## DAS SOLIDE GRUNDGERÜST

Zum Schluss möchte ich Ihnen den wohl wichtigsten Punkt mit auf den Weg geben. Seien Sie grundsätzlich „glücklich“ in Ihrem Leben, d.h. haben Sie ein stabiles Umfeld und somit Ihr Leben fest im Griff. Wenn Sie z.B. finanzielle Sorgen haben, nicht wissen, wie es weitergehen soll und Sie IMMER gefühlte hunderte Dinge im Kopf haben, d.h., Ihnen in sämtlichen Lebensbereichen „das Wasser bis zum Hals“ steht und Probleme hinter jeder Ecke lauern, sind Schlafprobleme unumgänglich.

Haben Sie Ihr Leben unter Kontrolle, ein gesundes Selbstvertrauen und ein stabiles soziales Umfeld.

Sollte dies aktuell nicht der Fall sein, dann arbeiten Sie bitte daran, diesen Zustand unbedingt zu verändern. Sie sind es sich selbst, Ihrer Gesundheit und Ihrem Körper schuldig! Ich wünsche Ihnen alles Gute und eine erholsame Nacht.

Ihr

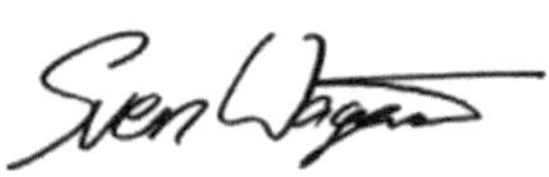